精神医療の危機

その背景と新たな道

氏家　憲章 編著

上野　秀樹　増田　一世 著

やどかり出版

はじめに

　わが国は，1950 年代に構築した精神科病院への入院中心の隔離・収容の精神医療政策を今日まで継続しています．そのため精神科病院は，未だに精神医療政策の「要」です．その精神科病院の在院患者は，ピーク時（1991 年）と 2014（平成 26）年とを比べると 6 万人減少しています．そのため精神科病院の経営に「赤信号」がともり，経営は行き詰まり，経営の危機が進行しています．

　この問題は，精神科病院の問題にとどまらず，精神科病院への入院中心の精神医療政策が行き詰まり，破綻していることを示しています．そのため他の先進諸国から半世紀の後れをとりましたが，精神医療政策の本格的な見直しが避けられない時を迎えました．わが国の精神医療は，戦後 60 数年の中で初めて大きな転換期に立っています．

　しかし，事は単純に進まず，大きな問題が起きています．それは在院患者減を認知症の人たちで穴埋めし，精神科病院の経営の危機を逃れようとする動きです．これは，地域生活中心へ政策転換を行っている先進諸国の精神医療政策，そして認知症政策とは正反対の動きで，歴史の歯車を逆行させるものです．日本を除く先進諸国では非常識になっている精神科病院への入院中心の隔離・収容の精神医療がいつまでも継続することになります．

　しかし，この重要な動きは，まだまだ国民に広く知られていません．そこで今日の事態を 1 人でも多くの人たちに知ってもらうため，本書を出版しました．わが国の精神医療の現状と今後の方向を考える上で，本書を 1 人でも多くの人たちに活用していただけることを心から願っています．

2017 年 3 月　　　　　　　　　　　　　　　氏家　憲章

目　次

はじめに…氏家　憲章　3

精神医療の展望を切り拓く

　………………………………………… **氏家　憲章　7**

はじめに ……………………………………………………………… 7

1．待ったなしの精神医療の変革 …………………………………… 7

2．精神科病院の現状 ………………………………………………… 9

　　1）精神病床の9割は民間病院　10

3．差別的扱いを受ける背景は何か ………………………………… 14

　　1）2つの役割を担う精神科病院　14／2）精神科病院には地域で
　　暮らせる人たちが大勢いる　15／3）収容施設的側面が大きい精神
　　科病院　15／4）精神科特例と精神科差別の背景　16／5）精神
　　医療政策と改革ビジョンの乖離　16／6）役割分担と機能強化が必
　　要　17／7）今日の時代に対応した精神医療政策に改革を　17

4．つくり過ぎた精神病床 …………………………………………… 18

　　1）世界最大の「精神病床大国」　18／2）大量の病床を必要とす
　　る隔離・収容政策　19／3）精神科特例と精神科差別　20

5．精神科病院の経営崩壊が始まる ………………………………… 22

　　1）精神科病院の経営指標　22／2）在院患者の減少が進行してい
　　る背景　23／3）在院患者の減少が避けられない構造的問題　25
　　／4）46万床の前提が崩壊　26

6．今後予想される3つのケース …………………………………… 26

　　1）歴史の歯車を逆行させる2つのケース　26／2）時代に適応す
　　る精神医療政策への転換　27／3）容赦なく削減される精神科医療

費　28／4）「地域移行強化病棟」新設　29

7．日本でも精神医療改革は可能　………………………………　30
　　1）精神医療の改革とは何か　30／2）日本にも改革を進める条件
　　はある　30／3）ベルギーの精神医療改革から学ぶ　31

おわりに　………………………………………………………………　32

認知症の人こそ地域で

　　　　　　　………………………………　上野　秀樹　**34**

はじめに　………………………………………………………………　34

1．私の診療経験から　………………………………………………　34

2．なぜ認知症の人が精神科病院に入院するのか～認知症の2種類
　　の症状　……………………………………………………………　36

3．認知症の人の精神科入院　本人の立場から　…………………　37

4．認知症の人の精神科入院　家族・介護者の立場から　………　38

5．認知症の人の精神科入院　厚労省調査から　…………………　40

6．日本の認知症施策　………………………………………………　42

7．これまでの認知症施策を再検証　………………………………　43

8．精神科病院の役割を強調した新オレンジプラン　……………　44

9．必要なサービスの提供を　………………………………………　45

おわりに　………………………………………………………………　46

暮らしの場は地域に
待ったなしの精神医療改革

　　　　　　　………………………………　増田　一世　**48**

はじめに　………………………………………………………………　48

1．精神医療改革への期待　…………………………………………　51
　　1）病棟の中から声を上げよう　52／2）地域で生きる人の生活ぶ
　　りを知ろう　53／3）家族にさまざまなことを委ねない　54／4）

意思決定できる人として向き合おう　55／5）人権感覚を研ぎ澄ま
　　　そう　56

2．精神医療改革のために行うこと　……………………………………　57
　　　1）風通しのよい精神科病棟にすること　57／2）多様な暮らしの
　　　場を創り出すこと　57／3）専門性の高い精神医療を実現　58／4）
　　　実態調査　59／5）空いた病棟の使い方　59

おわりに　……………………………………………………………………　60

おわりに…増田　一世　63

精神医療の展望を切り拓く

氏家　憲章

（社会福祉法人うるおいの里理事長）

はじめに

　日本の精神医療政策は，明治以来今日まで，隔離・収容を基本としています．戦前は座敷牢や自宅敷地片隅の半畳程度の小さな小屋に一生幽閉する私宅監置でした．戦後は精神科病院への入院中心で，精神医療と精神障害者の処遇の中心を精神科病院に置く政策です．そのため精神科病院は精神医療政策の「要」です．精神医療と福祉の予算は圧倒的に精神科病院に使用されています．このため精神医療の改革を考える時，精神科病院を抜きには考えられません．精神科病院は現在，経営は行き詰まり破綻が始まるなど，大きな曲がり角に立っています．精神科病院の経営の行き詰まりと破綻とは何か，そして精神医療改革の展望はあるのか，精神医療の現状と今後を考えてみます．

1．待ったなしの精神医療の変革

　筆者は，東京の精神科病院で45年間働き，2011（平成23）年春に定年退職しました．そもそもこんなに長く精神科病院で働くつも

りではありませんでした．東京の大学で学ぶため，その足がかりとして精神科病院で何年か働き退職する予定でした（当時都内の精神科病院の若い看護助手の人たちはほとんどがどこかの学校に働きながら通学し卒業後は退職）．しかし，2人の患者さんとの出会いから，精神科病院で働き続ける決心をしました．

1人は，最初に配属になった開放病棟で出会ったAさんでした．「俺は精神病院より刑務所のほうがいい．刑務所は精神病院よりも厳しいが，刑期が決まっていて刑期中我慢すると娑婆（社会）に出られる．しかし，精神病院はいつになったら退院できるかわからない．これでは生殺しだ．俺たちが娑婆に出られるときは『棺桶退院だけだ』」と怒りの表情で語っていました．この発言には強い衝撃を受け，今でもこの時のことは鮮明に思い出します．

もう1人は，次に異動した閉鎖病棟で出会ったBさんでした．有名大学を卒業したBさんは，大手商社で働き，精神疾患を発症しました．「精神病になって精神病院に入院したら，実家から勘当され，親戚からも縁を切られた」と寂しそうに話してくれました．

大学を卒業する際に，進路を決断しなくてはならず，このまま精神科病院に残るのか悩みました．一般病院の賃金水準は一般企業からみると数万円も低く，一般病院よりもさらに賃金が低いのが精神科病院でした．夫婦共稼ぎでようやく生活が成り立つ状況でした．しかし，就職した病院には労働組合があり，先に触れた2人の患者さんの言葉によって，組合活動をしながら精神科病院の改善の取り組みを行う人間がいてもいいのではないかと決断したのです．

その後は日本医療労働組合連合会（日本医労連）の「医療研究全国集会」の「精神医療分科会」に参加し，精神疾患の見方，接し方，国の精神医療政策・制度を学び，精神医療改革の取り組みを継続する原動力となりました．その後も日本医労連の「精神病院部会」の役員として，提言「精神医療の改善を目指して」の作成に携わったり，「提言」の普及に力を注いできました．精神科病院の現状を1人でも多くの人に知ってもらうために，3冊の本を上梓しました．

しかし，退職が近づくにつれ，何とも言えない無力感が漂い出したのです．働いていた長期入院患者中心の精神療養病棟には，退院を望んでいても退院できない人が大勢いたのです．私の中には，当事者や家族の期待に応えられない虚しさが生じていました．40年以上，組合運動を通して精神医療改善に努めてきましたが，精神医療の現状を見ると，当事者や家族の思いに応えられていない現状に無力感を強めながら退職の時期を迎えたのです．

そのような時，2010（平成22）年に始まった「こころの健康政策構想会議」を毎回傍聴し，そこでまとめられた提言によって，精神保健医療福祉の展望が切り拓かれ，無力感を払しょくしてくれました．そして，この構想会議の提言を実現するための「こころの健康政策構想実現会議」の事務局に参加し，「こころの健康基本法」制定を求める国会請願署名や地方議会での意見書採択の取り組みにも関わりました．

その後2014（平成26）年からは，病棟転換型居住系施設[注]反対運動にも関わり，その中で改革を求める世論や運動に大きな変化が生じていることを実感しています．今だからこそ，精神科病院で働く人たちに変革の必要性を訴え，精神医療改革は待ったなしの状況にあることを伝えたいと思っているのです．

2．精神科病院の現状

精神科病院には当事者・家族，そして社会から強い不信や批判が出されています．これは決して誤解や間違いではありません．精神科病院には，不信や批判を受ける実態があります．その責任は精神科病院にもあります．しかしその大本には，精神科病院を一般病院と区別し，差別的扱いをしている国（厚生労働省）の精神医療政策

注）精神科病棟をグループホームなど居住系施設に転換しようとする構想．

があります.

　しかしこの問題は，まだ多くの国民に正しく知られていません.

1）精神病床の9割は民間病院

　日本の精神科病院の特徴は，精神科病院の8割，精神病床の9割が民間病院ということです．ベルギーを除く多くの欧米諸国の精神科病院は，県立病院（欧米諸国の医療行政は県単位）がほとんどです．他の先進諸国と違って，民間病院主体という日本の特徴が地域精神医療（脱施設化）へなかなか進まない大きな要因の1つでした．民間病院の特徴（宿命）は，どんなに良い医療でも，採算を度外視した赤字経営はできないことです．

　そのため精神科病院に支払われる精神科医療費の水準が，精神科病院の医療の質を規定します.

（1）入院料収入に依存している精神科病院
　精神科病院の経営構造は，一般病院と違って，収入では9割近く（一般病院は6割台）を入院料収入に依存しています．一方支出は，人件費が60数％を占めています．これは精神科病院の医療資源は職員であることを示しています.

（2）一般病院の3分の1の日当点
　精神科病院の入院料収入の基礎となっている在院患者1人1日当たりの入院料単価（日当点）は，戦後一貫して一般病院の3分の1です（表1）．この超低額の日当点が，精神科病院が抱えている諸問題の根源です.

（3）2つの経営対策
　精神科病院は，一般病院の3分の1の収入のままでは病院経営はできません．収入と支出の両面の対策を講じて，初めて病院運営が可能になります.

表1　日当点の比較

病院別	日当点
一般病院	38,114 円
精神科病院	12,019 円*

＊一般病院の 32%

出典：社会医療診療行為別調査 2010 年

① 詰め込み入院で収入対策

　精神科病院が増収するには，在院患者を増やす以外，有効な方策はありません．それは結果的に詰め込み入院となります．一般病院の病棟患者数は 40 名前後です．しかし，精神科病院の病棟患者数は，標準的な病棟でも 80 数名と一般病院の倍で，詰め込み入院なのです．100 名を超える超大型病棟が決して珍しくない状況が 1990年代中頃までありました．また病室の人数も，10 数名〜 20 数名が標準的で，40 名を超え一般病棟の患者数に匹敵する超大型病室もありました．このような詰め込み入院を可能とするために，精神科病院の多くは畳部屋でした．夜，布団を敷くと布団と布団が重なり合う，すし詰め状態でした．しかし 1990 年代後半から，病棟の建替え（専門病棟化⇒急性期病棟・認知症病棟・精神療養病棟）が進み，今日では，建替えた病棟（専門病棟）では 60 名以下，建替えていない古い病棟では 70 名以下の規制があります．また，畳部屋は多くの病院で解消し，ベッドになりました．しかし，建替えていない病棟では，狭い病棟のままベッドに替えたために，室内は狭く，移動に難儀する病棟もあります．畳からベッドに変わったものの，精神科病院は，一般病棟の 5 割から 7 割増しの大型病棟であることは変わりありません．

② 一般病院の半分の職員数で支出対策

　支出対策は，支出項目でもっとも多い人件費の抑制や削減です．精神科病院の医師は，一般病院の 4 分の 1，看護師（准看護師を含む）と職員総数は一般病院の半数です（**表2**）．この状況は 1958（昭

表2　100床当たりの職員数

病院別	職員総数	医師	薬剤師	看護師・准看護師
一般病院	138.8人	15.0人	3.2人	61.0人
精神科病院	67.6人	3.5人	1.2人	32.7人
（一般病院比）	（48%）	（23%）	（37%）	（53%）

出典：医療施設調査病院報告2013年（厚生労働省）

和33）年の精神科特例を設けて以来，今日まで変わっていません．

③　病院本来のあり方と正反対

医療本来のあり方は，「少ない患者」に対し，「多職種の豊富な人材」がいて，「患者1人1人の個別問題に適切に対処」できることです．

しかし，精神科病院は日当点が一般病院の3分の1であるため，病院本来のあり方と正反対の経営対策を取らないと，経営が成り立たない構造になっています．これは医師や精神科病院の経営者の良識とは関係なく，程度の差はあれ全精神科病院に共通する問題です．それは国（厚生労働省）が精神科病院を一般病院と区別し，一般病院の3分の1の日当点など差別的な精神医療政策によって発生している構造的問題です．

（4）民間病院の標準になった「精神科特例」

国は1958（昭和33）年，精神科病院を一般病院と区別し，一般病院には認めない低い基準，医師は一般病院の3分の1，看護師は一般病院の3分の2の配置基準を認める「精神科特例」を暫定的に設けました（**表3**）．

その後「精神科特例」を前提に，精神病床の大増床を国策として強力に推進しました．そのため精神科特例は，特に民間精神科病院の標準となってしまいました．そして病院の入院料は，基本的に医師や看護師などの医療従事者の人数に比例して料金が設定されます．一般病院より少ない職員数を認める「精神科特例」によって，精神科病院の日当点が一般病院の3分の1とされているのです．

精神医療の展望を切り拓く　13

表3　一般病院と精神科特例

根拠法\n職種	病院全体に適用（医療法）	精神科病院だけに適用（精神科特例）
医師	入院患者16名に医師1名	入院患者48名に医師1名
看護師	入院患者4名に看護師1名	入院患者5名か6名に看護師1名
薬剤師	入院患者70人に1人	入院患者150人に1人

出典：医療法施行規則

（5）日本の精神科病院の特徴

　精神科病院は，日当点が一般病院の3分の1という超低額の収入のため一般病院にはない特徴があります．

　①　安かろう・悪かろうの精神科病院

　精神科病院は，一般病院の3分の1の収入（日当点）と「安かろう」です．また一般病院の4分の1の精神科医，半数の看護師・職員総数，一般病院の病棟の倍の詰め込みで異常な長期入院と「悪かろう」です．

　そして精神療法などの精神専門療法は，日当点の数％と低く抑えられ，いわば「手抜き」状態です．この背景には，精神疾患の在院患者は，全疾患の在院患者の24％を占めていますが，精神医療に支払われる精神科医療費は，国民医療費の6.7％（2012年）と，安上がりの精神医療政策があります．

　②　「薄利多売」的な経営構造

　100円ショップは，1つ1つの売り上げの利益は1円単位の少額ですが，数多く売って利益を上げるいわゆる「薄利多売」の経営です．精神科病院も一般病院の3分の1の日当点のため，患者を大勢抱えて収入を確保する「薄利多売」的経営構造です．そのため精神科病院は，在院患者確保を優先する「経営優先」の病院運営になっています．「薄利多売」的経営は，人の人生に大きな影響を与える医療機関にはもっとも相応しくないものです．こころの健康問題を扱う精神科病院が，国（厚生労働省）が決める精神科医療費（病院

に支払われる診療報酬）によって，在院患者を大勢入院させること
でしか病院を維持できない「薄利多売」的経営を余儀なくされてい
るところに，精神科病院の根本問題（不幸）があります．

③ 「悪循環」の下での経営

一般病院の3分の1の日当点を解消するためには，現在の精神科
入院医療費の1兆4千億円に，新たに現在の2倍の2兆8千億円前
後の財源が必要です．しかしこれは現実問題として不可能です．そ
のため精神科病院は「一般病院の3分の1の日当点のために大量の
在院患者数を確保する」「大量の患者数のため一般病院の3分の1
の日当点の格差を解消できない」そしてまた「一般病院の3分の1
の日当点のため大量の在院患者数を確保する」……と，「悪循環」
の下での経営を余儀なくされています．精神科病院は「悪循環」で
も，病床利用率（都道府県が許可した定床に対する在院患者数比）
が90％台を確保できていれば経営は可能です．

3．差別的扱いを受ける背景は何か

精神科病院が一般病院と区別され差別的扱いを受けている背景に
は，一般病院と違う精神科病院の特殊な実態があります．病院は，
病気やケガを治療する専門の医療機関です．しかし精神科病院は同
じ医療機関であるのに，一般病院にはない収容施設的役割も担う特
殊な事情があるのです．

1）2つの役割を担う精神科病院

今日の精神医療政策・制度を構築した1950年代は，抗精神病薬
の本格使用が始まっていない時代で，しかも地域に，精神障害者の
住む場も働く場もまったくありませんでした．そのため精神障害者
は，家族が自宅で面倒をみる人以外は，精神科病院に頼るしかあり
ませんでした．しかも国は，1954（昭和29）年の「第1回精神
衛生実態調査」（要入院者46万人〈岡田靖雄，日本精神科医療史

P219, 医学書院, 2002)) を受け, 1960 (昭和35) 年から20年間で精神病床を3倍に急増し, 精神障害者を精神科病院に集めました. そして精神科病院に, 治療的役割と同時に住む場など収容施設的役割 (本来は地域の福祉施設の役割) をすべて任せてしまいました. そのため国は, 地域に精神障害者の住む場・働く場・憩う場を率先してつくってきませんでした.

2) 精神科病院には地域で暮らせる人たちが大勢いる

1960年代の高度経済成長期, 日中は市内の工場や会社などで働き, 夜病院に帰る「ナイトホスピタル」の取り組みが多くの病院で行われていました. これは治療の場というよりも今日のグループホームのような機能を果たしていたわけです. また本来, 病院業務である院内清掃・患者使用のシーツなどのリネンや職員の白衣の洗濯作業・栄養課の調理補助などを作業療法という名で行っていました. このように精神科病院内には働く能力のある人, 地域で暮らせる安定した人たちが大勢いました. しかし, 高度経済成長の終了によって働く場が減少し, 「ナイトホスピタル」は消失しました. また病院業務の使役も本来禁止なのでなくなりました.

残念ながらこの時期に働いていた人たちは, 退院することもなく入院継続を余儀なくされていきました. その結果, 治療のためには入院の必要がない社会的入院者は, 厚生労働省の公式見解でも7万2千人, 10万人以上いるという見解の医師もいます.

3) 収容施設的側面が大きい精神科病院

今日の先進諸国の精神医療は, 精神の病気や障害があっても, 入院中心ではなく地域が中心になっています. たとえ入院になっても平均在院日数は18日前後です. しかしわが国は, 1950年代に構築した入院中心の隔離・収容の精神医療政策を継続し, 精神科病院に治療と収容, 両方の役割を担わせています. そのためわが国の精神科病院は, 治療をする場所としての医療機関の機能と共に, 患者が

住む場として存在意義をもつ収容施設的機能を有しているのです．すなわち 20 万人は 1 年以上，11 万人は 5 年以上，約 7 万人は 10 年以上，3.4 万人は 20 年以上という異常な長期入院の実態は，治療の必要性からではなく，地域で住む場や働く場がないため入院している，いわゆる社会的入院の患者が多いという収容施設的側面を担っていることによる問題から生じているのです．

在院患者の 3 人に 2 人の 20 万人が 1 年以上の長期入院という事実は，日本の精神科病院の機能は，医療的側面より住む場所としての機能に大きな比重があることを示すに他ありません．

4）精神科特例と精神科差別の背景

精神科病院が精神科特例など差別的扱いを受けている背景として，一般病院のように患者が治療のためだけに入院しているのではなく，在院患者の多くに住む場所を提供する役割を果たしているという精神科病院の特殊な事情があります．精神科病院の医師が一般病院の 4 分の 1，看護師（准看護師込み）や職員総数が一般病院の半数という実態，そして一般病院の 3 分の 1 の入院料単価（日当点）など一般病院との大きな格差は，治療の場であり，住む場としての役割を果たしている精神科病院の実態から生じています．例えばグループホームには，医療機関と違って医師はいません．看護師はいないか，少ないです．職員数が少なければ入院料単価（日当点）は当然低くなります．

5）精神医療政策と改革ビジョンの乖離

今日の精神障害者は，精神の病気や障害があっても，医療支援と地域での生活支援によって，地域で社会生活を送ることができています．

2004（平成 16）年，国（厚生労働省）は「精神保健医療福祉改革ビジョン」で入院生活中心から地域生活中心へ，精神医療の基本的あり方の転換を提起しました．しかしそれから 10 年以上経つも

のの，わが国の精神医療は何も変わっていません．2004年に国（厚生労働省）が掲げた政策ビジョンは，入院中心から地域医療へと舵を切ることを求めていました．しかし，入院中心の精神医療政策は何ら変わることなく，ビジョンとの乖離を生じさせています．

そのことが，当事者や家族の願いに応えられない精神医療の現状をつくり出しているのです．

6）役割分担と機能強化が必要

精神科病院を一般病院と区別し，差別的扱いをしている精神医療政策を解消するためには，精神科病院が担っている医療的役割と住まいとしての役割から，病院本来の姿である治療機関に徹することが必須です．

そのためには精神科特例を解消し，一般病院と同水準の医療（職員）体制を整えるなど病院の機能強化が必要です．そして福祉的支援が必要な人たちは，地域に住む場，働く場，憩う場などをつくって，地域で安心して暮らせる体制を整えることが求められています．

7）今日の時代に対応した精神医療政策に改革を

精神医療が抱えている深刻な問題を解決するためには，社会の精神医療への期待を踏まえた精神医療政策の本格的な見直しが必要です．

抗精神病薬で病気を治すことはできませんが，今日の精神医療によって，症状を軽減し，地域医療と生活や就労への支援があれば，社会生活が送れる時代です．これは糖尿病や高血圧症と同様です．薬を飲むだけで病気は治せませんが，薬で症状をコントロールし，生活が整っていけば，健康的な社会生活を送れます．精神疾患も同じです．当事者・家族の求める精神医療を実現するための精神医療政策が不可欠です．

4．つくり過ぎた精神病床

1）世界最大の「精神病床大国」

　日本の精神科病院の現状はどうなっているでしょうか．

　日本の人口は世界の1.6％ですが，精神病床は世界の19％（5分の1）を占める世界最大の「精神病床大国」です．

（1）先進諸国は人口万対5床

　先進諸国の精神病床ですが，1963（昭和38）年当時は人口万対（人口1万人に）30数床（日本の人口換算では40万床台）～40数床（50万床台）と大量の精神病床がありました．この病床数は，世界最大の「精神病床大国」となっている日本の人口万対27床（35万床）を大きく上回る病床数です．しかし現在では，入院中心の隔離・収容の精神医療政策を反省し，地域で，地域医療と生活支援で精神障害者を支える地域精神医療保健福祉へ転換しました．そのため長期入院する病床は，役割を終えて廃止されました．その結果，今日では先進諸国の精神病床は人口万対5床（6万4千床）前後です．

（2）精神病床大国の背景

　先進諸国の人口万対5床を日本の人口に当てはめると6万4千床です．日本が有する35万床から6万4千床を差し引くと28万6千床です．これが先進諸国で役割を終えて廃止した病床に相当します．

　28万6千床は，治療（医療）上必要な病床ではなく，日本が入院中心の隔離・収容の精神医療政策を継続しているために存続している病床です．日本が世界最大の「精神病床大国」になっているのは，先進諸国で役割を終えて廃止した病床を大量に抱えているためです．

精神医療の展望を切り拓く　19

表4　在院期間別の分布状況

期間	1か月未満	1か月以上	1年以上	5年以上	10年以上	20年以上
人数	2万6千	27万8千	20万0千	11万2千	6万9千	3万4千
（割合）	8.7%	91.3%	65.6%	36.7%	22.8%	11.4%

出典：精神保健福祉資料平成23年度6月30日調査の概要より

2）大量の病床を必要とする隔離・収容政策

　精神科病院への入院中心の隔離・収容の精神医療政策とは，精神医療と精神障害者の処遇の中心を病院に置く政策です．そのため入院期間は必然的に長期化します．その結果，長期入院者を収容する大量の精神病床が必要となります．先進諸国でも，隔離・収容の精神医療政策の時代には，入院の長期化と大量の精神病床の問題がありました．

　一方，地域精神医療（脱施設化）政策とは，精神医療と精神障害者の支援の中心を地域に置く政策です．そのため長期入院者を収容する大量の精神病床は必要なくなります．

（1）精神疾患の発症率は基本的に同じ

　精神疾患の発症率は，日本も先進諸国も基本的に同じです．そのため人口万対精神病床数は，日本も先進諸国も基本的に同じであってよいはずです．しかし日本の精神病床は，人口万対27床と先進諸国の5床の数倍です．基本的に同じ率の患者数なのに，日本の精神病床が先進諸国の数倍も多い背景には，長い入院日数の問題があります．日本を除く先進諸国の平均在院日数は，18日前後です．

　しかし，日本の平均在院日数は284日（2013年）です．そして在院患者の3人に2人（65%）にあたる20万人は1年以上の長期入院です（表4）．日本の異常な長期入院は，治療（医療）上の問題から生じているのではなく，先進諸国の中で，日本だけが入院中心の隔離・収容の精神医療政策を継続している政策によって発生し

ている問題です.

（2）長期入院と大量の精神病床は「表裏一体」

　日本が有する35万床の精神病床は，長期入院している人を大量に抱えることによって維持しています. そのため日本の異常な長期入院と大量の精神病床は「表裏一体」の関係です. 35万床の精神病床を維持する限り，新たな長期入院者をつくり続けることになります. そのため日本の精神科病院は，治療（医療）機関というより，明治時代から1世紀以上続いている国の隔離・収容政策を忠実に実行する収容施設的な状況です.

3）精神科特例と精神科差別

　一般病院の3分の1の医師数でよいとする精神科特例，そして3分の1の日当点などの精神科差別は，精神科病院が抱える諸問題の根源です. そのため精神医療関係者は，精神科特例と精神科差別の全廃を願っています. しかし，35万床の精神病床を維持する限り，精神科特例と精神科差別の解消は不可能です.

（1）精神科特例の廃止

　特例は精神科だけでなく，精神科と同様に終戦直後深刻な医師や看護職員不足にあった結核病院やハンセン病療養所にもありました.

　戦後の深刻な人手不足，しかも暫定措置であったため，結核病院やハンセン病療養所では，すでに特例を廃止し，一般病院と同じ医療体制になっています. しかし精神科特例だけは，長い間放置されていました.

　それが2006（平成18）年，一般病院の精神科病棟における精神科特例は全廃，精神科病院の看護の「特例」も廃止になりました. しかし精神科病院の医師と薬剤師は，深刻な人手不足のため「特例」が残っています. 精神科特例の廃止で特に問題なのは医師の確保で

す．精神科医の1年間の養成数は400名前後です．毎年400人全員が精神科病院に就職し退職者がいないと仮定しても，今のままの病床数を保ちつつ精神科特例を廃止するには35年かかります．しかしそれは現実的には不可能です．35万床のまま精神科特例を廃止するには，現在精神科病院で働く8千8百人（常勤換算）の精神科医に，新たに常勤で1万8千人近い精神科医を増員し，2万7千人近い精神科医が必要です．これも現実問題として不可能です．

（2）精神科差別の廃止

　一般病院の3分の1の日当点の差別解消には，現在の精神科入院医療費1兆4千億円に新たに2兆8千億円近いお金を増額し，4兆2千億円の精神科入院医療費にしなければなりません．しかしこれは現実の問題として不可能です．しかも精神科入院医療費82%の1兆2千億円近いお金は，先進諸国が廃止した病床に使用しているわけです．

（3）特例と差別の解消には病床の大幅削減が不可欠

　35万床のままでは，精神科特例と精神科差別の解消は不可能です．精神科特例と精神科差別の解消ができなければ，「安かろう・悪かろう」という医療機関としての致命的欠陥の解消も不可能です．今日では，商売でも「安かろう・悪かろう」では成り立たない時代です．人生に大きな影響を与える医療で，しかもこころの健康問題が国の戦略的課題になっている今日，「安かろう・悪かろう」の精神医療の解消は，喫緊の課題です．精神科特例と精神科差別解消のためには，世界最大の「精神病床大国」となっている「つくり過ぎた精神病床」，治療（医療）上必要のない病床の大幅削減は避けて通れない課題です．

5．精神科病院の経営崩壊が始まる

　精神医療政策の「要」の役割を担っている精神科病院は，現在，在院患者の減少と深刻化する医師不足によって，病院経営は行き詰まり，破綻が始まっています．これは精神科病院の問題にとどまらず，隔離・収容で精神科特例と精神科差別を基本とする国の精神医療政策の破綻でもあります．そのため精神科病院への入院を中心とする隔離・収容で精神科特例と精神科差別を基本とする精神医療政策の転換が避けられない歴史的転換期を迎えています．

1）精神科病院の経営指標

　精神科病院は，日当点が一般病院の3分の1であるため，在院患者数，病床利用率は病院経営の明暗を分けます．精神科病院の経営指標では，病床利用率が95％を超えると，交通信号に例えるなら「青信号」で経営は安泰です．病床利用率が94 〜 90％では「黄色信号」がともり，要注意の段階に入りますが経営は可能です．しかし，病床利用率が80％台に突入すると「赤信号」がともり，経営の「危険ライン」に突入します．病床利用率80％台を数年間放置すると，病院倒産の危機を迎えます．

（1）「危険ライン」に突入した病床利用率

　精神科病院の病床利用率の推移を振り返ると，定床数を上回る100％台の時代が長い間続きました．しかし1986（昭和61）年の100.5％を最後に100％台の時代は終焉し，1987（昭和62）年から90％台の時代に入りました．2009（平成18）年には90％台の時代は終焉し，今日では経営の「危険ライン」と言われる80％台の時代に入っています（**表5**）．

精神医療の展望を切り拓く　23

表5　病床利用率の推移

年	1970	1980	1990	2000	2015
病床利用率	104.3%	102.4%	97.4%	93.1%	86.5%

出典：病院報告

（2）認知症を除くと71％の病床利用率

　2014（平成26）年の精神病床数は33万8千床で，在院患者数は28万9千人，病床利用率は87.3％です．その中には5万3千人の認知症患者を含んでいます．それを除くと在院患者数は24万2千人となり，病床利用率は71.5％となります．この病床利用率では，精神科病院の経営が成り立たない状況です．精神科病院は，認知症患者を大量に抱え込み，精神科病院の経営破綻を防いでいるのです．

　この状況は，35万床を維持し，経営破綻を防ぐためには，認知症患者の大量収容が不可欠であることを示しています．先進諸国では，認知症の人たちを地域で支える地域ケアの時代です．2013（平成25）年東京で行われた「認知症国際会議」で，フランスの代表が，「フランスでは，現在精神科病院に入院している認知症の人は1千人以下，精神科病院への認知症の人の入院は解消する」と報告するなど，先進諸国では，認知症の人たちの精神科病院への収容解消に向け，数値目標を明確にして，積極的に取り組んでいます．日本の人口はフランスの2倍です．フランスの1千人以下は，日本の人口に当てはめると2千人以下です．日本で精神科病院に入院している認知症患者5万3千人は，フランスの10万6千人に匹敵する膨大な人数です．

2）在院患者の減少が進行している背景

　精神科病院の在院患者減の進行は，一時的な現象ではありません．戦後60数年間続けてきた精神科病院への入院中心の隔離・収容で，精神科特例と精神科差別を基本とする精神医療政策が破綻しているのです．在院患者の減少は，精神科病院を成り立たせている土台の

24

表6 高齢化の推移

年	1981年	1992年	2001年	2014年
65歳以上 （高齢者比率）	4万5千人 （14%）	8万3千人 （24%）	11万7千人 （35%）	18万3千人 （58%）

出典：患者調査（我が国の精神保健福祉）

大きな変化から起きている構造的問題によるものです．そのため在院患者の減少は避けられないのです．

（1）進む在院患者の二極化

　精神科病院の在院患者の減少が進行している背景には，在院患者の「二極化」の進行があります．新たに発症する人は，入院せずに通院治療が増えています．しかも入院しても入院期間は短期間です．

　一方長期入院者の高齢化が進行しています．1981（昭和56）年の65歳以上の高齢者の割合は14％でした．しかし，2014（平成26）年の65歳以上の高齢者は58％，75歳以上は29％です．33年間で65歳以上の高齢者は4倍と急増し，精神科病院の高齢化は一般社会より速いスピードで進行しています（**表6**）．

（2）入院受療率の減少が進む

　医療機関への受診者の割合を示す精神科の受療率ですが，外来受療率は着実に増加しています．一方入院受療率は，1993（平成5）年から減少に転じ，それ以降減少が進行しています．2014年の入院受療率は，この39年間で最低で，1993年のピークから18％減となっています．入院受療率の低下から見ても，精神科病院の在院患者の減少は，着実に進行していることを示しています（**表7**）．

（3）在院患者の減少

　精神科病院の定床（1993年）と在院患者（1991年）について，それぞれのピーク時と2014年とを比べると，定床は2万4千床減，

精神医療の展望を切り拓く　25

表7　精神疾患受療率の推移（人口 10 万対）

年	1975	1981	1993	2008	2011	2014
精神疾患全体（人）	269	281	347	418	401	412
入院受療率	222	240	257	236	225	209
外来受療率	47	41	90	182	176	203

出典：患者調査

表8　定床と在院患者の動向

年	ピーク時	2003 年	2014 年	推移
定床数	36 万 2 千床 （1993 年）	35 万 5 千床	33 万 8 千床	－ 2 万 4 千床
在院患者数	34 万 9 千人 （1991 年）	32 万 1 千人	28 万 9 千人	－ 6 万 0 千人

出典：病院報告

　在院患者は 6 万人の減です（**表8**）．また，精神科病院に入院する認知症患者は増加しており，2014 年には 5 万 3 千人にのぼっています．

3）在院患者の減少が避けられない構造的問題

　新潟大学の染矢俊幸教授は，『精神医学』（43 巻 12 号，2001 年 12 月）の巻頭言で，『2000 年当時と社会資源が 30 年間増減しないと仮定しても，精神科医療施設の普及，精神科医の増加，薬物療法の進歩，社会復帰をめざす心理社会的治療などの総合的成果によって，遅く生まれた人ほどこの恩恵を受け，そのため入院者が少なくなる，2020 年〜 2030 年に統合失調症の在院患者数が半減〜 3 分の 1 に減少する』と予測しています．更に『社会復帰施設や福祉施設などの整備・精神障害者への在宅支援体制整備などが進められており，これらの施策はますます加速されるだろう．そして治療の大きな進歩も必ずや実現されるに違いない．そうすると上記推計以上の

減少が予想される．おそらくそちらの方が現実になるのではなかろうか』と記しています．

4）46万床の前提が崩壊

今日の35万床（2015年は34万床）体制は，1954（昭和29）年の第1回精神衛生実態調査で「要収容者（入院の必要あり）46万人」を前提に，国策として強力に推進したものです（9年後の1963年第2回精神衛生実態調査では28万人）．今日の精神医療政策・制度を構築した1950（昭和25）年当時は，まだ抗精神病薬が本格的に使用される前の時代で，精神医療と精神障害者の処遇の中心は，日本も欧米諸国も精神科病院の時代でした．しかし，それから60数年を経過した今日の精神医療は，精神の病気や障害があっても，地域医療と生活支援で精神障害者を支える脱施設化の時代です．先進国ではたとえ入院しても，平均在院日数は18日前後です．そのため，1958（昭和33）年に精神科特例を設けて精神病床の増床を目指した時代と60数年後の今日では，精神医療は大きく様変わりし，大量の精神病床は必要ない時代となっています．35万床体制の存在意義はすでに喪失しているのです．そのため精神医療や認知症施策に求められる時代の要請に逆行した施策を進めないと，35万床を維持できないほど土台の崩壊が始まっています．

6．今後予想される3つのケース

精神科病院は，在院患者の大幅な減少によって，病院経営は行き詰まり，破綻が始まっています．精神科病院は大きな転換期にあり，今後予想される3つのケースを考えてみます．

1）歴史の歯車を逆行させる2つのケース

その方策の1つは，精神科病院の病棟を改修し，グループホームなどの居住系施設に転換し，長期入院者を施設に長期的に収容する

「病棟転換型居住系施設」構想です．これは2014（平成26）年に大きな社会問題になりました．この構想は，2016年12月末現在，実施「ゼロ」と破綻の運命です．

　もう1つの方策は，認知症の人たちを精神科病院に大量に収容する構想です．すでにこの構想は，2015（平成27）年1月に新オレンジプランで，認知症の人たちへの循環型支援として精神科病院が本格的に介入するとし，精神科病院への本格的収容の道が開かれました．

　このような構想は，30年以上前から存在していました．統合失調症の在院患者の減少は避けられないため，統合失調症に代わる新しい入院者として認知症が考えられていたのです．精神科病院の患者を統合失調症から認知症中心に切り換えることによって，35万床を維持する構想です．この構想では，精神科病院の精神科特例も精神科差別も温存されます．そして，先進諸国の精神医療と国内の一般医療から益々乖離していく道です．この方向は先進諸国の認知症施策や国内での地域ケアを積極的に取り組んでいる方向，そして世界の精神医療の流れと正反対です．そのため先進諸国や日本の社会から厳しい批判の声が高まり，いずれは破綻する運命です．

2）時代に適応する精神医療政策への転換

　精神医療政策の「要」の役割を担ってきた精神科病院は，経営が行き詰まり，破綻が始まっています．その背景には，戦後60数年間の入院中心で，精神科特例と精神科差別を基本とする精神医療政策の破綻があります．現状を打開するためには，今日の社会のニーズに対応できる精神医療政策への切り換えが必要です．

　その方向は，先進諸国では，精神の病気や障害があっても，脱施設化し，地域医療と生活支援で精神障害者を支える地域精神医療保健福祉です．また，医師は一般病院の3分の1などの「精神科特例」，精神科病院の日当点が一般病院の3分の1などの「精神科差別」を全廃し，一般病院と同水準の医療体制にすることです．そういった

当たり前のことを普通に行う精神医療政策への転換が不可欠です．そのためには世界最大の「精神病床大国」となっているつくり過ぎた精神病床の大幅削減を政策として実行する時です．削減すべき病床にかかっている経費と人材を地域に移し，地域精神医療の構築に活用していくのです．この道こそ，当事者や家族，そして国民の期待に応える唯一の道です．そして，精神医療の展望を切り拓く道でもあります．

3) 容赦なく削減される精神科医療費

現在の日本の政治状況では，在院患者減は単純に精神医療改革のチャンスにはならず，反対に在院患者減イコール精神科医療費の大幅削減と最悪のケースも考えられます．2015（平成27）年，政府与党は国民の強い反対の声を無視し，安保法制（戦争法）を強行採決で成立させ，軍拡の道に踏み出しました．2016年度予算では，軍事費が初めて5兆円を突破するなど，軍事費拡張の路線が強まっています．その結果，国の予算で最大の割合を占める社会保障費の削減が進められ，更に大幅な削減が狙われています．精神疾患は全在院患者の24％を占めていますが，精神科医療費は国民医療費の数％と安上がりの精神医療です．そのため今までは，医療費削減の対象にはなっていませんでした．

しかし，これから精神科医療費は，決して聖域ではなく，容赦なく削減される危険が高まっています．残念ながらその事態はすでに始まっているのです．

精神科入院医療費は，ピーク時比1千百億円以上の減少，精神科医療費全体では700億円以上の大幅減少となっています（**表9**）．ちなみに，外来医療費は2010（平成22）年の4千998億円から2013（平成25）年には5千178億円増えています．

地域医療と生活支援体制の構築がないまま，精神病床を削減するだけでは，先進諸国のように地域医療と生活支援で精神障害者を支援する体制の構築はできません．

表9　精神科医療費ピーク時と直近比較

医療費　　　　　　年	ピーク年	2013年	ピーク年比
精神科医療費全体	1兆9,590億円	1兆8,810億円	− 780億円
入院医療費	1兆4,805億円	1兆3,632億円	− 1,173億円

注：全体のピーク年は2010年，入院のピーク年は2007年

出典：厚生労働省「国民医療費」

4）「地域移行強化病棟」新設

　国（厚生労働省）は，2016（平成28）年4月からの医療費（診療報酬・病院に支払われる料金基準）の改定で,「地域移行強化病棟」を新たに設けました．この病棟は,月平均で該当病棟の定床の1.5％以上の長期入院者を退院させることが要件です．この病棟は精神療養病棟（日当点1万4千円前後）を上回る診療報酬になると言われています．

　50床の精神療養病棟なら，1年間に9人が退院し，病棟の5分の1（10床）の定床を減らせば「地域移行強化病棟」に変更することができます．この届け出をした病棟と同数の定床を，5年で消滅する勘定になります.「地域移行強化病棟」の狙いは，現在全国にある約4万床の空き病床を診療報酬で買い上げることです．統合失調症患者の減少に変わる患者層として，認知症患者が考えられています．しかし，国が空き病床の削減に動き出したことは，国（財務省）は必ずしも，認知症を大量に収容し，35万床維持を優先に考えていないことを示しています．

７．日本でも精神医療改革は可能

１）精神医療の改革とは何か

　日本の精神医療改革とは，精神医療だけを他の一般医療に比べ特別に良くすることではありません．精神医療を一般医療と区別し，精神科特例や精神科差別などを解消し，一般医療と同水準の医療体制にすることです．精神医療が一般医療に比べ大きく立ち後れている「マイナス状態」を解消し，プラスマイナス「ゼロ」にすることです．そして先進諸国で常識になっている，精神疾患や障害があっても，地域で精神障害者を支える政策に転換することです．

２）日本にも改革を進める条件はある

　精神医療改革を進めるためには，お金や人材，そして改革を進めるノウハウが必要です．日本にも改革を進める条件はあります．

（１）お金もある人もいる

　先進諸国では現在，人口万対５床程度の急性期に対応する病床があるだけです．日本も精神病床を先進諸国並みの人口万対５床程度（６万４千床）にすると，精神科特例と精神科差別の解消が可能になります．

　６万４千床にすると，精神科病院の日当点が一般病院の３分の１という格差解消ができます．その財源は，現在の精神科医療費１兆４千億円の54％の７千560億円です．そして，精神科入院医療費の46％の６千440億円が地域で使用できます．また医師配置の精神科特例も廃止できます．必要な医師数は，現在精神科病院で働いている８千800人の45％の４千人です．残り55％の４千800人の医師を地域医療に移行できます．

（2）ノウハウもある

　日本は地域での取り組みが大きく立ち後れてきました．しかし，関係者の努力によって，地域での取り組みは前進しています．先進諸国と見劣りしない取り組みもあります．1999（平成11）年WAPR（世界心理社会的リハビリテーション学会）は，世界の重度精神障害者を地域で支える取り組みのプラクティス（先進的活動）として，世界で80か所の活動を認定しました．このうち日本は，北海道の帯広ケアセンター，埼玉県のやどかりの里，群馬県佐波郡境町の精神保健活動，東京のJHC板橋，和歌山県の麦の郷，の5か所を認定しました．現在では，この他にも全国各地でいろいろな活動が行われています．そのため日本は，地域精神医療保健福祉はまったく経験がない「未知の取り組み」ではありません．

　問題は，こうした地域での活動は，施設や取り組みは全国的に見ると「点」の状況です．点すらない地域も多くあります．国が責任をもって，先進諸国で役割を終えて廃止した病床にかかっている予算と人材を地域に移し，全国に網の目のように地域生活支援ネットワークを設置し，各地で取り組んでいるノウハウを活用するなら，地域精神医療保健福祉の構築は可能です．

3）ベルギーの精神医療改革から学ぶ

　日本が入院中心の隔離・収容政策から地域精神医療（脱施設化）へ転換できない大きな事情は，病院の8割，精神病床の9割を民間病院が占めていることです．ベルギーはヨーロッパの中では珍しく精神病床の8割以上を民間の精神科病院が占めており，日本と同じ状況でした．そのため日本と同様に，地域精神医療（脱施設化）の取り組みが大きく遅れていました．しかし，そのベルギーで精神医療改革が本格的に進んでいます．

（1）精神医療改革に踏み出す

　ベルギーは，2005（平成17）年から精神医療改革に本格的に踏

み出しました．精神科病院は自主的に病床を削減し，県（医療行政の単位）は病院に対し，病床削減前の収入を保障します．病院は，閉鎖した病棟で働いていた医師や看護師などの職員を活用し，家庭治療危機解決チーム（急性期治療チーム）と積極的地域治療チーム（慢性期治療チーム，ACTチーム）を設け，地域での訪問型の医療支援活動を行います．ベルギーは，2005（平成17）年から2011（平成23）年の6年間で30％の病床を削減し，精神病床は人口万対26.0床から17.7床へ減少しました．2015（平成27）年9月までに精神科病院の病棟を閉鎖して，地域の訪問活動の取り組みは，各県の任意に任せています．しかし改革の成果を受け，2015年10月からは，全県で精神科病棟の削減，閉鎖を義務化しました．

（2）精神科病院の職員の身分保障をして地域へ転換

　ベルギーの改革では，閉鎖（削減）する病棟の職員が病院の職員（身分も賃金も保障）として，地域の訪問チームに移ります．地域に移りたくない職員は，閉鎖しない病棟に配属替えができます．反対に，閉鎖しない病棟で働いている職員が地域で働きたい時は，閉鎖する病棟に配属替えも可能です．精神科病院の閉鎖や精神病床の大幅削減は，職員の雇用問題に直結します．そのため精神科病院の経営者は，精神病床の大幅削減に踏み出せない事情があります．

　ベルギーでの取り組みを参考にすれば，精神病床の9割を民間病院が占める日本でも，病床の大幅削減と職員の雇用問題の打開の道が見えます．ベルギーの取り組みを学ぶなら，民間病院中心の日本でも，精神病床の大幅削減を行い，地域精神医療保健福祉の構築の展望が大きく拓かれます．

おわりに

　1950年代に構築した精神医療政策・制度は，60数年間の精神医療と社会の大きな変化に対応できない事態となっています．しかも

精神医療の展望を切り拓く　33

今日の 35 万床を維持するためには，病棟転換型居住系施設などを設け，長期入院を長期施設収容に替える，また認知症の人たちを大量に収容するなど，精神医療と認知症施策の歴史の歯車を逆行させる施策を取らないと，維持できない深刻な事態に陥っています．このような最悪の事態を防がなければなりません．そのため精神医療の現状を憂い改革を願う人たちは，精神医療について「小異は脇において」日本の精神医療が抱える基本問題である先進諸国の精神医療と国内の一般医療の「二重の格差」の解消を目指して，大同団結し協働の取り組みに本格的に踏み出すことが求められています．関係者が大同団結し，協働の取り組みができるなら，精神医療改革の展望を切り拓くことは可能な時代を迎えています．

認知症の人こそ地域で

上野　秀樹

（千葉大学医学部附属病院地域医療連携部特任准教授，
前内閣府障害者政策委員会委員）

はじめに

　現在日本では，認知症の人が精神科病院に入院するケースが増えています．平成23年度の患者調査によると，精神科に入院している患者32万人のうち，認知症を主病名として入院している人は53,400人．そして多くの人が長期にわたって入院しています．一般の精神疾患の人の平均在院日数は300日前後，一方認知症の人が入院すると944日です．

　ここでは認知症と精神科医療の関係，特に2015（平成27）年1月27日に発表された新オレンジプランについて触れたいと思います．

1．私の診療経験から

　1992（平成4）年に医師になった私は，以来精神科医療の臨床に従事していました．精神科医としての経験をもっとも積むことができたのは，2001（平成13）年から2007（平成19）年までの東京都立松沢病院勤務時代でした．私が在籍していた頃の松沢病院は，

1,000 床以上の病床を有する巨大な公立の精神科病院でした.

　2004（平成 16）年から 3 年間，私は認知症精神科専門病棟を担当することになりました．そこで待っていたのは，精神症状が激しい認知症の人の入院を求めてくる多くのご家族でした．認知症の母親の精神症状に振り回されて疲労困憊し，無理心中するために離婚した一人息子さん，精神症状のために入院中の病院から強制退院させられ，自宅に座敷牢のような部屋をつくり，大切な父親を閉じ込めていた娘さん……どのケースもとても深刻で，こうしたケースは，精神科に入院させなければ問題は解決できないと考えていました．

　その後，千葉県旭市の海上寮療養所（以下，海上寮）という民間精神科病院に移りました．精神症状が激しい認知症の人には，精神科入院が絶対に必要であると信じて疑わなかった私は，認知症病棟の新設を検討していた海上寮で，病棟の設計から関与し，最高の精神科医療を提供しようと考えたのです．

　精神科病棟には，入院している人の出入りが自由である開放病棟と，扉が施錠されて自由に出入りができない閉鎖病棟の 2 種類があります．当時の海上寮は，4 病棟 199 床すべてが開放病棟として運用されていました．海上寮の病棟は朝 6 時から夜の 8 時まで病棟の出入り口が開いていて，出入りがチェックできない構造になっていました．海上寮に移ってすぐに 2 人の認知症の人を入院治療したのですが，どこかへ出て行ってしまい，戻って来られなくなってしまうことが続きました．そのために個室への隔離やベッド上の身体拘束などが必要となってしまったのです．

　本来は，入院している人の自由がより保障されるはずの開放病棟は，認知症の人にとっては，厳しい行動制限の場だったのです．私は新しい病棟が完成するまでは，入院はさせずに外来だけで支えようと決意しました．そして，さまざまな工夫をしました．すると，今まで入院させなければ問題が解決できないと信じていたようなケースでも，実は入院させなくてもその生活を支えられることがわかったのです．海上寮では精神症状がある高齢者 750 人あまりを診

療しましたが，実際に精神科に入院したのは 30 人ほどに過ぎませ
んでした．それもうつ病で，希死念慮が強いとか，妄想性障害があっ
たりした人たちです．純粋な認知症の人の精神症状ではほとんど入
院が必要でないことがわかり，海上寮の認知症病棟の新設計画は中
止になりました．多くの精神科病院で認知症の人を入院させていま
すが，今でも海上寮では認知症の人は入院させていません．

2．なぜ認知症の人が精神科病院に入院するのか
〜認知症の2種類の症状

　そもそも認知症とは，いったん正常なレベルまで発達した知能が
何らかの原因で低下し，認知機能障害があるために日常生活・社会
生活に支障を来すようになった状態です．

　認知症の基本症状は，記憶障害や自分の周囲の状況が理解できな
いという見当識障害，さらに理解・判断力の低下などの認知機能障
害と呼ばれる症状です．そして一部の認知症の人には，不安，うつ
状態，幻覚，被害妄想や物盗られ妄想，興奮，暴力など行動・心理
症状と呼ばれる精神症状が出ることがあります．「一部」と書きま
したが，実際には MCI（Mild Cognitive Inpairment）と呼ばれる
軽度認知障害の状態から，認知症の全経過を通じて約9割の方に精
神症状が生じてくるのです．

　では，なぜ認知症の人にこうした精神症状が生じてくるのでしょ
うか．認知症の人は，もの忘れや理解・判断力の低下などの認知機
能障害があるために，ちょっとした環境の変化に適応できなかった
り，自分の思いや希望を言葉で伝えることが困難になっています．

　例えば，周囲の環境の変化にうまく適応できないと混乱してしま
い，今までできていたこともできなくなったり，パニック状態になっ
てしまうことがあります．また，何か希望や伝えたいこと，困って
いることがあっても言葉でうまく表現することができないために，
さまざまな精神症状が生じてしまうことがあるのです．例えば便秘

でお腹が張って苦しい時，きちんと言葉で表現すれば適切な支援が受けられるでしょう．しかし，認知症の人はそれをうまく言葉で表現することができません．でも人間として，お腹が張って苦しければイライラしたり大声を出したり，物を壊してしまったり……近づいてきた人に暴力をふるってしまうかもしれません．

　こうした認知症の人の精神症状は，周囲の人からは困った「問題行動」として，そして「医療で治療すべき対象」として捉えられがちですが，認知症の人からの「言葉にならないメッセージ」である可能性が高いのです．認知症の人が混乱しないような良い環境と，その言葉にならないメッセージを読み取り，認知症の人の人間としての尊厳を満たし，その生きがいを満足させることができるような良いケアが提供される時，多くの精神症状は改善していきます．

　また，身体的な異常が原因で精神症状を生じたり，処方された薬の副作用で精神症状が生じている場合もたくさんあります．ケアや対応の工夫と同時に，こういった身体的異常や内服している薬物の内容の検討も重要になります．

　精神症状が，ケアや対応方法を工夫しても改善しない場合もあります．そのような場合には，最後の手段として，かつ，なるべく避けるべき手段として精神科医療が適応になります．そして外来レベルの精神科医療で対応できない時に，初めて精神科入院医療の適応になるのです．

3．認知症の人の精神科入院　本人の立場から

　認知症の人の精神科入院を，入院治療を受ける本人の立場から考えてみます．

　精神科病棟，特に閉鎖病棟では，それまでの大切な人間関係から完全に切り離されます．自由に外に出ることもできず，買い物をすることもできません．何か伝えたいことがあってもなかなか外の人

には届きません.

　医療に内在する問題もあります．病気の治療が目的の医療には，次のような特徴があります．

・管理的であること　→生活の質よりも安全管理が優先される
・医師を頂点とした指揮命令系統がはっきりしていて，患者は治療のために行動を制限され，管理される対象であること

　このように医療現場は管理的な環境になりやすいのですが，さらに精神科病棟では，ある一定の要件の下で個室への隔離やベッド上の身体拘束などの行動制限が認められています．そのため，密室の閉鎖病棟ではスタッフの指示に逆らうことはできません．精神科病棟では，「何かがあれば行動制限をするぞ」という無言の威嚇と，その密室性のために「上から目線の管理的な環境」となってしまうことが多いのです．

　認知症の人が入院する場合には，ほぼ全例医療保護入院という強制的な入院です．本人の意思とは関係なく，一定の要件の下で強制的に入院させられてしまいます．治療対象である精神症状は本人が混乱していることが原因であったり，本人からの言葉にならないメッセージの可能性があり，改善のためには本人本位のアプローチが必要不可欠です．しかし，精神科病棟ではそもそも入院の形式からして，本人の意思は尊重されないのです．

　これらの精神科病棟に内在する問題点は，本来治療するはずの認知症の人の精神症状に深刻な悪影響を及ぼします．

4．認知症の人の精神科入院　家族・介護者の立場から

　精神症状がケアや対応方法を工夫しても改善しない場合，認知症の人の妄想や攻撃は，身近で世話をしてくれている家族や介護者に向くことが多いものです．なんとか医療機関に受診させようと努力しますが，なかなかご本人は医療機関に行ってくれません．

内科や外科で医療の必要性が高まった時，例えば内科的疾患で昏睡状態にあるとか，大けがをしているといった場合には，医療機関に搬送することができれば，医療へのアクセスは容易です．しかし，精神障害においては，医療の必要性が高まると，自分が精神的な疾患にかかっていて治療が必要であるといういわゆる病識が失われ，医療機関の受診を拒否することが多いのです．このように，精神科医療では医療の必要性が高まれば高まるほど，医療機関への通常の受診が困難になるという特徴があります．これは，認知症の人の精神症状の治療の場面でも同じです．

ケアや対応を工夫しても精神症状が改善せず，かといって医療機関を受診させることもできず，周囲の人が困っている間にどんどん症状が悪化してしまうのです．

こうして，精神症状が激しくなって，在宅でケアすることができなくなった場合，2つの選択肢があります．

① 施設への入所

② 精神科病院への入院

残念ながら，現状では認知症の人の精神症状に対する施設の対応能力は高いものではありません．少しでも精神症状がある認知症の人は，「他の利用者の迷惑になるから」という理由で受け入れを断られてしまうことが多いのです．施設の利用を断られてしまうために，精神科病院への入院しか対応する方法がないのが現状なのです．

施設に入所している方が精神症状を生じるようになった時，やはり，精神科外来を受診させることは簡単ではありません．ここでも，悪化していく精神症状に対応する方法として，精神科病院への入院しか方法がないのが現状なのです．

家族，介護者にとっての問題点は，適切な支援，特に精神科医療的支援が得られないため，精神科入院ニーズが高いということです．

(N=454)

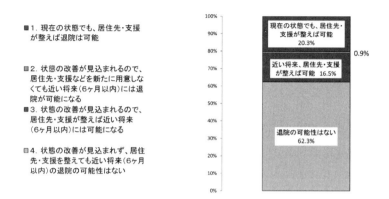

出典：精神病床における認知症入院患者に関する調査概要，厚生労働省
図1　居住先・支援が整った場合の退院の可能性

5．認知症の人の精神科入院　厚労省調査から

　認知症の精神科入院の実態を調査した厚労省調査があります．少しご紹介しましょう．2010（平成22）年9月に行われた「精神病床における認知症入院患者に関する調査」です．この調査で明らかになったのは，認知症の人が精神科に入院すると平均在院日数が944日と超長期にわたること，さらに長期に入院しているにもかかわらず，退院後の居住先と支援が整えられたとしても退院できない人が6割も存在するということでした（**図1**）．

　精神科病棟では，精神状態が悪い人をたくさん入院させているから退院できない人が多いのだろう，という解釈も成り立ちます．この調査が行われた厚労省の「新たな地域精神医療体制の構築に向けた検討チーム」には多くの福祉関係者も委員として参加していました．さまざまな質問項目から浮かび上がってくる精神科病棟に入院している認知症の人に対して，多くの福祉関係者はそれほど重い人

が入院しているわけではないという感想を持ったのです.

　精神科病棟では認知症の人の治療効果は上がらず, 入院自体が認知症の人の隔離・収容となっている実態が読み取れます. これは, 精神科病棟での治療効果が上がらない人, すなわち精神科病棟に入院させるべきではない人, 別の形で対応すべき人をたくさん入院させているということを示しています. 現在の日本では, 認知症の人を社会で支える仕組みが不十分なために, 精神症状を生じる認知症の人が多く, そうした人を安易に精神科病院に入院させているのです.

　精神科病院に入院を依頼しても「満床だから」と断られることがよくあります. 精神科病棟では病床利用率を90％以上に保たないと黒字経営を続けられないという実態があり, 経営上常にほぼ満床状態を維持することが求められています. 入院を依頼しても満床を理由に断られてしまうことは日本の精神科医療の問題点の1つ, コストをかけずに安上がりの入院医療を提供していることを反映しているのです.

　こうした日本の精神科医療の問題には, 日本の精神科医療の歴史的な背景があります. 1954（昭和29）年の精神障害者実態調査で, 全国の精神障害者数130万人, うち要入院の人が35万人いるという調査結果が出ました. 当時の精神科病床数は第二次世界大戦の壊滅的な被害から回復したとはいえ, 3万床に過ぎませんでした. 要入院者35万人と病床数3万床, 当時の日本では多くの精神障害者が私宅監置されている可能性があったのです. 精神科病床の整備が急務とされましたが, 国は「財源不足」を理由として国公立の病院をつくりませんでした. かわりに, 民間精神科病院をたくさんつくる政策をとったのです.

　そして多くの国が地域で精神障害者を支える政策をとっていた昭和30年代, 不幸な事件が起こりました. 精神障害の少年がアメリカ駐日大使を刺傷したライシャワー事件です. この事件を受けて国民が「危険な精神障害者を野放しにするな」と政府の精神科医療政

策を強く批判し，国の政策を精神障害者の隔離・収容に変えさせました．その結果，現在の日本には全世界の精神科病床の2割にあたる35万床もの精神科病床が存在し，その9割が民間病床なのです．統合失調症をはじめとする精神障害者の入院が減っている現在，民間精神科病院では新たに病床を利用してくれる人として，認知症の人を積極的に入院させています．これまで日本は精神障害者を隔離・収容しているとして国際的な批判を浴びてきました．これからは，認知症の人の隔離・収容が批判されることになるでしょう．いずれにしてもとても恥ずかしいことです．

6． 日本の認知症施策

　我が国の認知症施策に関しては，精神科医療の現状が大きく影響しています．2014（平成26）年1月に，日本は障害者権利条約を批准しました．権利条約に署名してから批准までの7年間，批准に向けて関連法制度の整備を進めてきたのです．

　問題の多い精神障害施策については，厚労省社会援護局・障害保健福祉部の精神・障害保健課で「新たな地域精神保健医療体制を構築するための検討チーム第1ラウンド～第3ラウンド」で議論されることになりました．この第2ラウンドで認知症と精神科医療に関して検討が行われました．諸外国ではあり得ない認知症の人の精神科病院への入院が増加していること，入院が長期化していることが議論の焦点となりました．

　2011（平成23）年9月のとりまとめに向けた議論の中で，一部の委員と厚労省事務局から，認知症の人の精神科入院の長期化の改善に焦点を当てた目標値が提案されました．具体的には，平成32年度までに「新たに入院した認知症の人の半数が，2か月以内に退院できるようにしよう」という目標値でした．

　しかし，この目標値の設定にはほとんど意味がありません．認知症の人のケアをしている家族が疲れ切ってしまい，家族の休息のた

めに認知症の人を一時的に預かって欲しいという，レスパイトケアのための短期間の入院を受け入れれば簡単に達成できてしまう目標だからです．ショートステイも数週間前に予約しないと利用できないなど介護老人保健施設が家族のニーズに十分に応えられていない実態があります．その一方で，病院はベッドが空いていればすぐに入れます．入院期間を短縮するには，そういった人たちをたくさん入れれば，いくらでも達成できてしまいます．こうした退院期間を短くしようという目標では意味がないと，一部の検討委員は認知症の人が入院しないですむような社会環境をつくること，そして入院自体を減らすような目標を設定するよう強く要求し，とりまとめはまとまりませんでした．

7．これまでの認知症施策を再検証

　この議論を引き継ぐ形で，2011年11月に当時の藤田一枝厚生労働省政務官を主査とした認知症施策検討プロジェクトチームが設置されました．約半年間の議論を経て，2012（平成24）年6月18日に認知症政策の基本的な方針「今後の認知症施策の方向性について」が発表されました．

　この報告書では「かつて，私たちは認知症を何も分からなくなる病気と考え，徘徊や大声を出すといった症状だけに目を向け，認知症の人の訴えを理解しようとするどころか，多くの場合，認知症の人を疎んじたり，拘束するなど，不当な扱いをしてきた．今後の認知症施策を進めるに当たっては，これまで認知症の人々が置かれてきた歴史を振り返り，認知症を正しく理解し，よりよいケアと医療が提供できるように努めなければならない」と，これまでの認知症施策を再検証しました．そして今後の目標として「認知症の人は精神科病院や施設を利用せざるを得ないという考え方を改め，認知症になっても本人の意思が尊重され，できる限り住み慣れた地域のよい環境で暮らし続けることができる社会の実現を目指している」と

示されました.

　そしてこの3か月後，認知症施策推進5か年計画，通称オレンジプランが発表されました．認知症の人は物忘れや見当識障害，判断力の低下などの認知機能障害と生活障害があるため，生活上の支援が必要です．どうやってその生活支援を提供するか，その社会の仕組みをつくっていこうというのがオレンジプランでした.

8. 精神科病院の役割を強調した新オレンジプラン

　その後, 2013（平成25）年11月5日〜7日, 日本で認知症サミットの後継イベントが開催されました．世界10か国以上から300人以上が参加し，認知症の新しいケアと予防モデルをテーマに活発な議論が展開されました．ここで安倍総理が「私は本日ここで我が国の認知症政策を加速するための新たな戦略を策定するよう，厚生労働大臣に指示をいたします．我が国では2012年に認知症施策推進5か年計画を策定し……医療介護等の基盤整理を進めてきましたが，新たな戦略は厚生労働省だけではなく，政府一丸となって生活全体を支えるよう取り組むものとします」と挨拶しました．この指示に基づき，新しい認知症の国家戦略を策定することになりました．国家戦略の正式名称は「認知症施策推進総合戦略〜認知症高齢者等にやさしい地域づくりに向けて〜（新オレンジプラン）」です．そのコンセプトは，認知症当事者の人を中心とした支援モデルをつくることでした．認知症の政策決定過程において，当事者の意見を取り入れ，当事者が必要としているサービスをつくっていくことが大切なのです.

　しかし，策定の最終段階で認知症施策における精神科病院の役割を強調する内容変更が行われ，残念ながらこのコンセプトは台無しになってしまいました．最終段階でもっとも多く修正が入った文言は，精神科病院をめぐる記述です．入院も医療・介護の循環型の仕組みの一環であり，長期的に専門的医療が必要となることがある，

といった内容が追加されました．2012（平成24）年の「今後の認知症施策の方向性について」では，認知症の人は精神科病院を利用すべきではないとしていましたが，認知症の人の長期的な入院を認めるような記載も加わってしまったのです．共同通信では「日本では精神科病院に入院する認知症患者が約53,000人にのぼり，その約30,000人は1年以上の長期入院にわたる．先進国では，異質な状況で国際機関から改善を求められている」と報道しました．

9．必要なサービスの提供を

　高齢の認知症の人には，高齢化による身体機能障害，認知症の認知機能障害という知的障害，そして一部の人には行動・心理症状という精神症状など，従来の分類による三障害すべてが出現する可能性があります．このようにさまざまな状態となりうる認知症の人を支えるためには，あらゆる社会資源の総動員が必要となります．

　新オレンジプランで提示された循環型の仕組みは，サービスの間を認知症の人が循環していくというモデルです．ほんとうに必要な支援は，必要とするサービスを認知症の人が生活する住み慣れた場所で提供するという仕組みのはずです．循環型の仕組みは，認知症の人が社会でも生活できるように支援する，という理想的なモデルからはかけ離れてしまいました．

　今回の認知症と精神科医療の関係は，精神科病棟を居住系施設に転換しようとする構想と同様の背景があります．私も民間精神科病院に勤務しているので，病棟なしの経営が難しいことは理解できます．病棟の売り上げが減少することは死活問題なのです．そうなると，病棟を居住系施設と名前を変えて新たに利用してくれる人を探すか，今の病棟のままで新たな利用者を探すか，しかありません．すなわち精神科病床にもっと多くの認知症の人が入院するようにする．これが新オレンジプランで明らかになった部分です．新オレンジプラン自体のコンセプトはとてもいいと思いますが，残念ながら

精神科病院の役割を強調してしまったため，それは台無しになってしまいました．

おわりに

認知症の人の精神科入院の問題は，
・認知症の人を支える社会的な仕組みが不十分なために，精神科
　入院ニーズが高いこと
・過剰な精神科病床の存在
ということにつきます．解決のためには認知症の人を社会で支える仕組みの充実と，過剰な精神科病床の強制的な削減が必要です．

これまで日本の精神科医療改革は，長期入院者の地域移行に議論が集中していました．しかし，精神科医療自体が地域生活を支えるもの，すなわち精神科医療自体の地域化が進んでいなければ，いくら当事者を地域移行させてもその生活を支えることはできません．また，日本では病床の約9割が民間精神科病院の病床です．資本主義の社会においては，民間事業者はその保有する設備を最大限有効に利用することが求められます．いくら長期入院者を地域移行させたとしても，精神科病床をそのまま残していては，病院は新たに病床を利用してくれる人を探すことになり，入院者の総数は結局変わらないのです．また，長期入院が解消し，結果として病床の回転率が上がることになると，地域からの入院数が激増することにもなり，「精神科病院の吸引力」という別の問題が生じてきます．精神科病床は地域で対人的な支援をしている人にとっては，とりあえず「目の前の困った人」を収容してくれるとても便利なものなのです．しかし，精神科病棟にそうした人が吸い込まれてしまうと，共生のためのさまざまな工夫がなされないままになります．もし精神科病床さえなければなされたはずの「共生のためのさまざまな工夫による社会の進化」を，過剰な精神科病床の存在は摘み取ってしまうので

す.

　そして，限られた精神科医療資源の中で精神科医療の地域化をすることは，必然的に病床数の削減を伴うものになります．民間病院が多い日本で精神科病床を削減するのは至難の業です．この点に関しては，一連のベルギーにおける改革が参考になります．ベルギーは 2011（平成 23）年の統計で人口千人あたりの精神科病床数が 1.69 と日本の 2.69 に次いで世界第 2 位であり，民間病院が多いなど日本と似た状況にありました．1990（平成 2）年から 1995（平成 7）年の第一次改革では，精神科病棟の施設への転換政策をとりましたが，病院中心体制を変革することができず，失敗に終わりました．日本の病棟転換型居住系施設は，結局失敗に終わったベルギーの第一次改革を模範とした施策です．ベルギーでは 1995 年からの第二次改革を経て，2010（平成 22）年からプシ 107 条プログラムという新たな政策プログラムを開始しています．この中では，病院の収入を補償したうえで，病床削減を促し，病床削減による減収を補償した予算は地域精神科医療のためのモバイルチームの運営に使途を限定することで，精神科医療の地域化を促進しています．その結果，2005（平成 17）年まではほとんど変化しなかった精神科病床数が，2011 年からは大幅に減少したといいます．

　今回の認知症施策と精神科病棟転換型居住系施設の問題は，これまでの誤った政策に原因があるという点で共通しています．私たちは社会として，人を隔離・収容して利益を得ることができるような政策を行ってきてしまいました．その反省を今後にどう活かしていくか，みんなで考えるべき時だと思います．

　そして認知症の問題に真摯に取り組むことは，精神科医療福祉の問題を解決する 1 つの大きなきっかけになるものだと考えています．

＊本稿は，「響き合う街で」75 号（やどかり出版，2015）掲載原稿を加筆修正したものです．

暮らしの場は地域に
待ったなしの精神医療改革

増田　一世

（公益社団法人やどかりの里）

はじめに

　私たち1人1人の日々の暮らしを見渡した時に，失ったら困る大切なものは何でしょうか．家，家族，食事，空気，仕事……皆さんの大切なものは何ですか．

　熊本の地震で家が崩壊し，暮らしの場が奪われ，避難所でも過ごせず，車中で過ごす多くの人がいることが報道されました．福島では原発事故の被害によって，家はあってもそこで生活することを奪われた人たちがいます．全国各地に原子力発電所があり，地震大国の日本では他人事ではありません．自然災害の与える被害の大きさを思うとともに，日常のごくさりげない生活の中に，暮らしの意味や価値を見出すことになります．

　たまたま精神疾患を発症し，必要な手助けを得ることができず，家族全体が孤立し，結果的に精神科病院に入院．精神医療の閉鎖性，収容主義の犠牲となって，自分の意思とはかかわりなく，長期間にわたる入院生活を余儀なくされている人たちがいます．原発事故で帰る家や地域を失った人たちと，長期入院によって戻る家や家族，あるいは退院したいという意欲を奪われた人たちの姿は重なるとこ

ろがあります．少なくとも自分の意思で暮らしの場を選べないという点で，人間としてのもっとも基本的な権利を奪われた状態なのです．

日本は，2014（平成26）年1月に障害者権利条約の締約国となりました．障害のある人が障害のない人と同等のさまざまな権利を有し，誰とどこで暮らすかを選択すること，あるいは，希望する暮らしを実現するために必要な手助けを受けることも権利なのだと障害者権利条約は伝えています[1]．

筆者は，長年さいたま市にある「やどかりの里」で働いてきました．やどかりの里は1970（昭和45）年に，精神科病院を退院したくても家族などの引き取り手がいない人たちの住まいと働く場を用意することから始まりました．精神衛生法の時代でした．その活動は長く無認可の事業として続きます．1987（昭和62）年に精神衛生法が改正され，精神保健法になった際に，初めて第2種社会事業として精神障害者社会復帰施設が認められました．やどかりの里は精神障害者社会復帰施設を開設・運営することになりました．活動開始から20年が経った，1990（平成2）年のことでした．

これを機に，やどかりの里は精神科病院で長期にわたって入院生活を送ってきた人たちの地域生活を実現するために邁進してきました．まず必要なのは暮らしの場でした．そして，退院して地域生活を送り始めた人たちに対し，夕食を届ける事業を始めました．日中の過ごし方を充実させるために，いろいろな働く場を用意していきました．

地域で暮らし始める人が増える中で，各地に小規模作業所が生まれ，国は，グループホームや生活支援センターの制度化を進めてきました．やどかりの里では，これらが制度化される前から，少しずつ必要な社会資源を整備していきました．退院してきた人たちが地域生活を送る際に必要なものを創り出すことが，地域で精神障害のある人を支えるためには必須だったのです．

やどかりの里は「ごくあたりまえの生活」を求めて，45年間歩

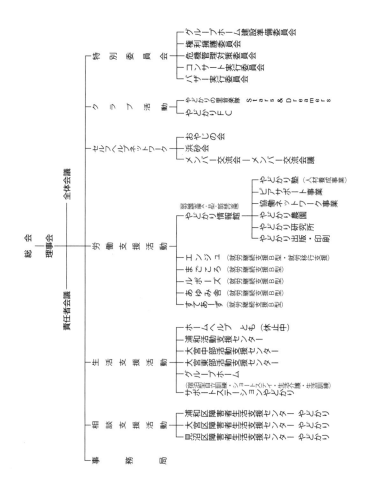

図1　公益社団法人やどかりの里　2017年度組織図

んできました（**図1**）．長年精神科病院に入院していた人，何回も入退院を繰り返してきた人たち，精神疾患のある人たちを支えてきた家族と出会ってきました．その生活ぶりはなかなか逞しく，一部やどかりの里の職員の手助けもあり，それぞれの暮らしをつくっています．家族の頑張りも大きかったように思います．その時々にやどかりの里にたどり着き，地域で暮らし，働いてきた精神障害のある人たちや家族は，筆者らに多くのことを教えてくれました[2]．

やどかりの里で長年働いてきた筆者の視点で，精神医療改革への期待を述べてみたいと思います．

1．精神医療改革への期待

本書で，氏家さんは差別的な精神医療のあり方を指摘し，精神科特例の廃止を訴えています．なぜ，精神医療は安上り医療として長年続けられてきたのでしょうか．

第二次世界大戦に負けた日本は，その後経済成長を続けます．そして，企業内福祉を充実させ，企業が人々の生活を守るという仕組みを形づくってきました．乱暴な言い方になりますが，国は企業の発展のために努力し，企業がそこで働く人を守るという構造がこの国にはあったように思います．この国にとっては働ける人こそ大事だったのです．働けない『障害者』は置き去りにされ，障害者にもなかなか位置づけられなかった精神障害は，旧態依然とした制度の中に留め置かれていました．

1981（昭和56）年の国連の国際障害者年を契機に，日本の障害者施策は動き出します．海外との大きな格差を目の当たりにした人たちが，自分たちに必要な社会制度を求めていくのです．残念ながら，精神障害のある人の福祉施策はその動きと軌を一にできず，福祉法すらない時代が続きました．精神疾患への根深い差別・偏見が私たちの心の中に巣食っていて，精神科病院を人里離れたところに置き，隔離収容してきたことは，社会が求めていたことともいえま

しょう.

　社会は精神病患者を受け入れないのだから，安上りな医療であっても，多くの患者を病院の中で守っていくのだというパターナリズムが，社会正義と考えられていた時代があったのです．患者の権利というよりも「守ってあげなければいけない気の毒な人たち」とみなされていたのかもしれません.

1）病棟の中から声を上げよう

　入院中の患者としての姿と，退院して自分のアパートやグループホームで暮らす姿は大きく違うはずです．退院してきた人たちの多くが「何しろ自由がある」「自由がいい」と言います．病院ですから，起床時間や消灯時間があるのは当たり前でしょう．食事の時間も決まっています．それは治療を受けるある一定の期間だからこそ，納得できることです．普通の生活では，多くの人が鍵を持ち，出かける時に自分で施錠します．しかし，自らは鍵を持たず，自分の意思では施錠を解けない空間に長年過ごすことって，どんな思いなのでしょう.

　やどかりの里のメンバーたちは入院当時を振り返って語ってくれます．その1人，中島徹さんは「医師に『退院したい』と言ったこともありました．しかし，『糖尿病だから』という理由でなかなか退院させてもらえず，それから30年の月日が流れていきました．その間，1人で病院の外へ出かけることはほとんどなく，もちろん退院の話が出るまで，外泊をしたこともありませんでした．（中略）私には帰る家もなかったので，いつの間にか『退院したい』という思いはなくなり，このまま生涯病院で過ごすことになるだろうと覚悟していました」

　中島さんは，退院支援事業を利用してやどかりの里で体験宿泊を始めます．「好きな時にテレビを見ることができ，『〜しなさい』と言われることもなく，けんかもありませんでした．とても自由でした」こうした経験を積み重ね，中島さんは不安なことを1つ1つ確

認し，退院したいと思うようになったのです[3]．

　長期入院者の問題が厚生労働省の検討会などで話し合われる時，「退院意欲のない患者」のことが問題にされます[4]．「退院意欲がない」のではなく，「退院意欲を奪われてきた患者」というべきでしょうし，治療の場として位置づけられながら，人間の基本的な欲求を失わせてしまう空間や仕組みは，一刻も早く改革しようという議論をするべきです．それは，その中で働いている医師や看護師たちがもっともよく知っていることなのではないでしょうか．専門職としての初心や職業倫理を今こそ思い返す時ではないでしょうか．「精神医療の構造的な問題を改革しよう」という声を病棟の中から上げていく時が来ているのだと思います．

2）地域で生きる人の生活ぶりを知ろう

　「生活の場は地域の中」というのは，当たり前のことです．そこでは，予測がつかないさまざまなことが起こり，生活する人はその出来事に対処していく力を蓄えていきます．人の力を借りることも経験します．反対に，管理的で規則に基づいたお仕着せの生活を送ると，人は生活力を失います．病棟で患者と関わる人たちはこの姿に日々接しているのでしょう．

　長期にわたる入院生活の中から，重い腰を上げてやどかりの里に退院してきた人たちにぜひ会ってみてください．自分の意見をもち，仲間をつくり，楽しみを見出し，生活を送っています．もちろん，人の力を借りることもその人自身の力であり，権利です．多くの人の手助けを受けて暮らしている人もいます．

　30年余りの長期入院から2年の準備期間を経て退院してきた高橋操さんは，32歳の時に入院し，65歳でやどかりの里のグループホームに退院してきました．不安を抱えながら退院し，グループホームで暮らし始めました．

　「1人で通院することを目標に，グループホームの職員が付き添った通院から，初めて1人で行けた時は『ホッ』と，とても安心し，

２〜３回１人で行けた時には『もう大丈夫だ』と大きな自信になりました．通院や銀行，買物など少しずつ１人で出かけられるようになり，しばらくして，やどかりの里の事業所『あゆみ舎』で働くようになりました．退院していちばん良かったなと思うことは，自由に外出できることです」[5]

　高橋さんのように自分の暮らしを自分の手に取り戻した時，もともともっていた生活する力を発揮していくのです．足りないところは補いながら，その人らしい暮らしを送っている姿を実感してみてください．

　病棟の中で感じる「大切なこと」「できなくてはならないこと」と，その人が主人公の暮らしの中で，「大切なこと」「できなくてはならないこと」は違うはずです．入院中もっとも身近にいる医師や看護師が，患者の力を信じられるかどうか，そこは精神医療改革の大きな分岐点なのです．

　ぜひ，皆さんの身近な地域で暮らしている精神障害のある人との出会いを見つけ出してください．地域で暮らす人たちが，他者の力を借りつつも自分自身の生活を築いていること，彼らの生活力を実感していただければと思います．

３）家族にさまざまなことを委ねない

　長期入院の理由の１つに，家族が退院に同意しないということが挙げられます．この国は歴史的に精神障害のある人の家族に重い責任を課してきました．1900（明治33）年の精神病者監護法まで遡ってみると，社会に迷惑をかけないために家族が責任をもって患者を監置しておくことが法制度に位置づきました．それが精神衛生法に引き継がれ，精神保健福祉法になっても，いくつかの変遷を経たものの，いまだに家族の同意があれば本人の意思に反していても入院させることができる強制入院の仕組みがあります．大事な家族が精神疾患を発症し，家族も不安と混乱の中にいます．家族に入院の決断を迫る前に，この病気はどういう病気で，何に気を付けて生活を

し，どのような回復をしていくのか，理解しやすい形で伝えていくことこそが大切です[6].

　家族が入院を判断するということは，時に本人の意思に反し，家族間の対立を招きます．患者が病状で苦しんでいる時，家族も同じような苦しみを感じているはずです．家族に重い判断を委ねるのではなく，家族の抱える苦しみをともに担う人こそ求められているのです．

　そして，成人期にある人の場合，家族といっしょに暮らすことは，いろいろな暮らし方の選択肢の１つに過ぎないのです．退院することを契機に親からの独立を助けることも，その後の親子の関係を紡ぎ直す大事なチャンスになるはずです．

4）意思決定できる人として向き合おう

　やどかりの里では，さまざまな機会に精神障害のある人や家族に話をしてもらいますが，よく聴くことの１つに，自分の体調の変化の兆しがどんなもので，その時の対処法をもっているかということがあります．イライラするようになる，人のことを悪く思うようになる，睡眠が不安定になる，いろいろな予定を入れて忙しくなる，なんでも自分が悪いと思いこんでしまう……いろいろな表現でその人なりの前兆を感じていることがわかります．その時の対処法もそれぞれもっています．休みをとるようにする，信頼できる人に話を聞いてもらう，主治医に相談する，頓服の薬を服用する等々です．

　また，病状が悪化して，話し合いが成立しないというような時も，実は一部の理性は残っているので，そこに根気強く働きかけてほしいと言われたこともあります．注射をされて気づいたら入院していたとか，両脇を抱えられて閉鎖病棟に入れられたとか，有無を言わさず入院させられた体験は負の体験として残っています．１人の人間として，意思決定の権利を有しているわけですから，どんなに重篤な状態で，意思決定が危ぶまれるような状況にあっても，時間をかけて，理性に働きかけ，じっくり向き合うことが可能となる精神

医療が求められています.

5）人権感覚を研ぎ澄まそう

　最近目にした調査報告があります．平成25〜27年度厚生労働科学研究費補助金障害者対策総合事業「精神障害者の重症度判定及び重症患者の治療体制等に関する研究」の概要です．2012（平成24）年6月28日に開かれた第7回精神科医療の機能分化と質の向上等に関する検討会で，今後の精神科医療においては「新たな長期在院者を作らないことを明確にするため，『重度かつ慢性』を除き，精神科の入院患者は1年で退院させ，入院外治療に移行させる仕組みをつくる」との方針が出され，「重度かつ慢性」の患者の基準を明確化するための研究だそうです.

　長年にわたって長期入院の人が増えてきましたが，最近は3か月で退院させることが目標になっていて，それでも長期化する人が出てきているわけです．すでに長期化している長期入院者を old long stay，新たに発生してくる長期入院患者を new long stay に分けて捉え，精神症状（BPRS で評価）が一定以上の重症度であること，行動障害，生活障害のいずれか，または両方が一定の基準であること，身体症状にも配慮して「重度かつ慢性」の基準を作るということでした.

　長期入院は解決しなくてはいけない，でも「重度かつ慢性」ならば，長期入院やむなしということで，何とも残念な研究です．障害というのは，環境との関係で重くも軽くもなるというのが，国際的な考え方です．この調査研究は，医師中心に進められ，精神症状を測る尺度に加え，問題行動評価表，生活障害評価も用いられています．これらの評価者は主治医です．病棟の限られた空間の中で,「重度かつ慢性」と評価され,地域生活がさらに遠のいていくとしたら,何とも恐ろしいことです.

　入院中の人の地域で生きる権利をどう行使するのかという考え方に立てば,「病状が重いが，こうすれば退院可能」という研究こそ

が求められるべきでしょう.

2．精神医療改革のために行うこと

1) 風通しのよい精神科病棟にすること

　精神医療は長年の積み重ねの中で，氏家さんの指摘する問題を抱え込んできました．医療関係者だけで改革することには限界があるのではないでしょうか．やどかりの里のような福祉的な活動を行うところでは，どれだけ地域の人が参加し，あるいは他領域の人たちの知恵や力を借りられるのか，何より精神障害のある人，家族の力を発揮できる組織体であるのかが問われます．自己完結型の事業は早晩行き詰まります．自身の利益追求や保身だけでは，継続的に事業を行うことは難しい状況であることは明らかです．それは医療も福祉も同じでしょう．

　精神科の病棟にどれだけ地域社会の風が送りこまれるのか，病棟内で働いている人たちがどれだけ地域に出ていかれるのかが問われているのだと思います．地域に出て，回復した元患者に出会うことで，治療の意味も見出せるはずです．病院の垣根をもっと低くしてみませんか．病棟内にいつもなじみの顔のボランティアがいる，当事者の支援員がいる，地域のことを相談できるいろいろな人が身近にいる，あるいは相談にいっしょに行ってくれる人もいる……そんなに難しいことではないと思うのですが……

2) 多様な暮らしの場を創り出すこと

　ひとり暮らしでも必要な支援が受けられたり，気心の知れた人と共同生活ができたり，親の住む家の近くにアパート暮らしをしたり，誰かの力を借りつつ暮らすためには，地域の中に暮らしの場を創り出していく機能が求められます．そして，その人に応じた人的な支援も必要となります．

当面の基盤整備には国や自治体の役割が求められます．人間としての当たり前の権利を保障するためのものですから，財源がないことを理由にされては困ります．国の責務を果たすように大同団結して働きかけていきましょう．

　どんな地域資源を整備するかは，地域の人たちの知恵を借りることも大事です．精神医療の領域では専門外であっても，地域のことは地域の人がよく知っています．その地域に元患者が暮らすのですから，地域の人につないでいくことも医療関係者の大事な仕事です．

3）専門性の高い精神医療を実現

　安かろう，悪かろうという悪口を言われる精神医療は止めにしましょう．さまざまな要因で精神疾患を発症し，疲れ切った人たちが羽を休めて，もう一度，自分の人生を生きてみようと思えるような精神科病院を目指しませんか．やどかりの里でも「主治医との出会いが自分の人生を前向きに進めるきっかけになった」「入院していた時のあの看護師の一言が僕を支えてくれた」等々，医療関係者との関係性は退院後もとても大切なものとして語られています．

　精神医療は，このストレスが高い社会が続く以上，多くの人たちにとってとても重要なものとして位置づいていくものだと思います．物理的な拘束具を利用しなくとも，1人1人にじっくりと働きかけられる医療体制を創り出したいものです．それには，小手先の改革，「死亡退院」や病棟機能分化などによって徐々に病床が減るのを待つという姿勢では，患者の期待に添う精神医療の改革は困難でしょう．

　生活全般を見ていく，家族全体を見るということが精神医療ではとりわけ重要だと思いますが，そのためには，医師・看護師・ソーシャルワーカー・作業療法士・心理士・栄養士・薬剤師等々の専門性と人間性，職種間の対等性が求められています．そして，その中心は患者自身であることを付け加えておきたいと思います．

4）実態調査

　日本の障害者施策の課題はさまざまありますが，その根本課題の1つは，実態把握が不十分だということです．精神障害のある人への実態調査は，その調査自体が差別偏見を生み出す危険性があると批判され，行われてきませんでした．精神科病院に入院中の人の実態把握だけではなく，地域の中で家族だけの支えで必要な支援に結びついていない人たちがどのような状況にあるのかも，よくわかりません．

　必要な社会制度を創り出していくためにはどのような制度設計をするのか，そのためには予算の見積もりも必要です．当事者・家族も含めて，精神障害のある人の地域生活を実現するための調査研究を早急に実施する必要があります．その中でこれからの精神科医療に求められる役割も見出せるのではないでしょうか．

5）空いた病棟の使い方

　氏家さんが指摘するように増えすぎた精神科病床は，大幅に削減していくことになるでしょう．しかし，病棟の建物整備には，公的資金も投入されているでしょうし，そのままにしておくこともできないでしょう．また，病床削減問題は労働問題であるとも言われ，そこで働く職員の雇用問題もあります．他の医療よりも医師や看護師の配置が少なくてよくて，その代わり診療報酬も低いという精神科特例が廃止されると雇用問題の解決もあるのではないでしょうか．しかし，建物は残ります．だから，作りすぎてしまった精神科病棟をグループホームに転換して，退院したことにしようという乱暴な構想が飛び出したのでしょう．

　精神科病院も地域資源だと考えれば，全国一律の進め方ではなく，地域ごとに求められる社会資源に転換していくと考えてみたらどうでしょうか．その転換のための費用は国が責任をもつべきでしょう．

　以前は人里離れたところにあった精神科病院でしたが，社会の変

化とともに郊外にも宅地化が進み，今や住宅街の中に精神科病院があることも珍しくなくなりました．

　地域住民の知恵や工夫を得ながら，地域の人たちに求められる社会資源としていくことを目指していかれたらと思います．

おわりに

　筆者は長年やどかりの里で働いており，やどかりの里のメンバーの経験を通して精神科病院を見てきました．彼らの体験を土台に本稿を書き進めてきました．

　いずれにしても，精神科病院で働く人たちの大事な職場が世界的に見るととてもおかしな状況にあるということは，周知の事実です．そのことに気づいた人たちが，内側からも変革を目指していくという動きなしに，精神医療の抜本解決はあり得ないと考えています．

　今の制度の枠の中で考えるのではなく，制度を新たに創り変えるくらいの気概で，精神医療改革を考えようではありませんか．精神医療の経験と地域での社会福祉事業の経験を交換しながら，新たな日本の精神保健福祉を創り出していきたいと考えています．

　2011（平成 23）年 3 月 11 日の東日本大震災の時に，福島第一原子力発電所の事故によって被害を受けた福島県相馬市，南相馬市に拠点を置く NPO 法人相双に新しい精神科医療保健福祉システムをつくる会が運営する「こころのケアセンターなごみ」があります．まさに原発によって失われた精神医療をどう作り直すのかというプロセスの中で生まれ，地域精神保健福祉活動を展開しています．こころのケアセンターなごみで働く人たちの中には，震災前は精神科病院で働いていた人たちもいます．その 1 人，佐藤照美さん（訪問看護ステーションなごみ所長）は，「地域で活動してみて，病院では患者さんの一部しか見ていなかったことを実感しました．小さな籠の中だけを見て，何ができて何ができないか，すべて判断していました．地域に出ると，本人の暮らしそのものが見える．可能性も

たくさん見え，必要な支援もわかってきます」と語ってくれました[7].

　原発事故でやむなく精神科病床が減って，その代わりにクリニック，こころのケアセンター，訪問看護ステーションなどが，地域で支えています．相双地区の実践からは，地域での活動が充実すれば，病床は削減できることを証明しているように思うのです．

　被災地だからできることではなく，全国に「こころのケアセンター」が生まれ，地域で孤立している人たちを必要な資源につなぎ，地域のこころの健康を考える仕組みが求められているのではないかと考えています．

引用・参考文献

1）藤井克徳：私たち抜きに私たちのことを決めないで：やどかり出版，2014
2）増田一世：障害者権利条約とやどかりの里：やどかり出版，2015
3）中島徹：退院してよかった：響き合う街で68号，2014
4）長谷川利夫：病棟から出て地域で暮らしたい　精神科の「社会的入院」問題を検証する：やどかり出版，2014
5）高橋操：慣れたら幸せになれるよ：響き合う街で68号，2014
6）増田一世：わが国の家族に依存した障害者支援の実態：響き合う街で57号，2011
7）佐藤照美：本人の暮らしを見て支援する：響き合う街で70号，2014

おわりに

　呉秀三は，1918（大正 7）年に発表した『精神病者私宅監置ノ實況及ビ其統計的觀察』の中で，『わが邦十何万の精神病者は実にこの病を受けたるの不幸の他に，この邦に生まれたるの不幸を重ぬるものというべし』と指摘した．それから 100 年，この言葉は過去のことになったのだろうか．

　私が 1978（昭和 53）年にやどかりの里の研修生となり，精神保健福祉の世界に足を踏み出した時，先輩たちから日本は世界から 30 年ほどの遅れがあるのだと教えられた．それから間もなく 40 年が経とうとしている．世界との格差は埋まったのだろうか，開いたのだろうか．

　もちろん，私の周囲には精神障害のあることを隠すことなく，堂々と生きる精神障害のある人や家族が多数活躍されており，隔世の感がある．多様な生き方があること，精神疾患を経験したからこそわかること，できることがあると，病気や障害の経験を活かし，生きる人たちがいる．その生き方に共感し，応援するさまざまな専門職がいる．

　しかし，30 年の遅れは取り戻せたのだろうか．本書を社会に送り出そうと本書作成の牽引役ともなった氏家憲章さんが，具体的な数字で表す数々の事実，中でも世界最大の「精神病床大国」であることに向き合わざるを得ない．先進諸国では精神科病床は人口 1 万人あたり 5 床，その水準で考えると日本にある 35 万床の精神病床のうち 28 万 6 千床は本来なら不要ということだ．そこにかかる人手や予算を地域に転換していくことを考えていけばいい．その中で，差別的な精神医療も思い切って改革すればいい……やるべきことは明確ではないか．

　不要になった精神病床に認知症の人たちをという政策誘導も深刻

だ．上野医師は，認知症の人が精神科病棟に入院すると超長期入院になっており，精神科病院では治療効果が上がっていないのだと指摘する．

　本書は，60ページほどのハンディな1冊となっているが，そこに込められた思いは熱く，重い．今，この時に精神医療改革に着手せずしてどうするのだという，焦燥感・危機感が本書を誕生させた．本書を手にしてくださった皆さんと，精神障害のある人への積年の偏見・差別を乗り越え，差別的な精神医療体制を抜本的に改革し，呉秀三の言葉を過去のこととしていくための精力的な取り組みに着手したいと心より願って，本書を送り出したい．

2017年2月　　　　　　　　　　　　　　　増田　一世

【著者略歴】

氏家　憲章（うじいえ　のりあき）
昭和22年岩手県に生まれる
昭和41年東京都三鷹市にある井之頭病院に就職
昭和54年准看護師資格取得
昭和59年日本医労連・精神（病院）部会部会長に就任
平成22年井之頭病院定年退職
平成23年社会福祉法人うるおいの里理事長に就任
［主な著書］
「迷走する精神医療　進む精神科病院の二極化」萌文社，2008
「変革期の精神病院　どうすれば病院改善が進むか」萌文社，1998
「転換期に立つ精神病院　精神病院の改善をめざして」萌文社，1993

上野　秀樹（うえの　ひでき）
昭和38年東京都生まれ
平成4年東京大学医学部卒業，東大附属病院精神神経科にて初期研修
平成16年より19年まで東京都立松沢病院にて認知症精神科専門病棟を担当
平成20年より社会福祉法人ロザリオの聖母会　海上寮療養所勤務
平成24年より平成26年3月まで桜新町アーバンクリニック勤務
平成24年より内閣府・障害者政策委員会委員（平成28年8月まで）
平成26年より千葉大学医学部附属病院　地域医療連携部　特任准教授
平成26年4月より福井県敦賀市　敦賀温泉病院勤務
［主な著書］
「認知症　医療の限界，ケアの可能性」メディカ出版，2016

増田　一世（ますだ　かずよ）
東京都出身．1978年明治学院大学社会学部社会福祉学科卒業後，やどかりの里の研修生となり，1979年やどかりの里職員．現在は，公益社団法人やどかりの里常務理事，やどかり情報館館長，やどかり出版代表．NPO法人日本障

害者協議会常務理事，日本健康福祉政策学会理事など．

[主な著書]

「障害者権利条約とやどかりの里」やどかり出版，2015（共著）

「病棟から出て地域で暮らしたい　精神科の『社会的入院』問題を検証する」やどかり出版，2014（共著）

「もう1つの価値（プラクティス・1）」やどかり出版，2005

視覚障害などの理由から本書をお読みになれない方を対象に，テキストの電子データを提供いたします．ただし，発行日から3年間に限らせていただきます．

　ご希望の方は，①　本書にあるテキストデータ引換券（コピー不可），②本頁コピー，③　200円切手を同封し，お送り先の郵便番号，ご住所，お名前をご明記の上，下記までお申し込みください．

　なお，第三者への貸与，配信，ネット上での公開などは著作権法で禁止されております．

　〒337-0026　さいたま市見沼区染谷1177-4　やどかり出版編集部

精神医療の危機
その背景と新たな道

2017年4月15日　　発行
2017年6月15日　　第2刷

編著者　氏家　憲章
著　者　上野　秀樹　増田　一世
発行所　やどかり出版　代表　増田　一世
　　　　〒337-0026　さいたま市見沼区染谷1177-4
　　　　Tel　048-680-1891　Fax　048-680-1894
　　　　E-Mail book@yadokarinosato.org
　　　　http://www.yadokarinosato.org/book/
印　刷　やどかり印刷

ISBN978-4-904185-39-1

精神保健福祉ジャーナル 響き合う街で

季刊発行　B5判　定価（本体 1,200 円＋税）　ISSN1342-4653

既刊

No.80（2017 年 4 月発行）**特集　社会福祉が消える　介護保険制度と障害福祉**

総論　「介護問題」は "社会化" されたが……．介護保険制度 17 年の変遷　　　　　小竹　雅子

障害者の実態　増える負担と制限　65 歳を迎えた時　　　　　　　　　　　　　　秋保喜美子

　　　　　　　社会保障の存り様を問う　65 歳問題から　　　　　　　　　　　　内田　邦子

　　　　　　　65 歳問題に直面して　　　　　　　　　　　　　　　　　　　　　羽賀　典子

　　　　　　　地域で暮らす障害者に 65 歳問題が及ぼしていること　　　　　　　酒井　依子

高齢者の実態　介護保険制度の課題に直面して　認知症高齢者の実態　　　　　　　花俣ふみ代

提言　あるべき高齢者，障害者の支援とは

　　　超高齢社会を障害があってあたりまえの社会に　　　　　　　　　　　　　　小島　美里

No.79（2016 年 11 月発行）**特集　障害者差別と人権　相模原事件と安永健太さん死亡事件から**

緊急座談会　相模原事件を社会の問題として考えよう

　　　　　出席者　見形　信子　新井たかね　大畠　宗宏　司会　斎藤なを子

安永健太さん死亡事件を問う

　　　安永さん事件と障害のある人の人権を考える　　　　　　　　　　　　　　　藤岡　毅

　　　家族からのメッセージ　　　　　　　　　　　　安永　孝行さん　安永　浩太さん

　　　安永さん事件裁判を支援する運動のひろがり　　　　　　　　　　　　　　　小野　浩

インタビュー　不寛容社会の中で闘うこと　　　　　　　　　　　　　　　　　　藤井　克徳さん

No.78（2016 年 8 月発行）　**特集　いのちの支え合い　哲学者　内山節に学ぶ**

No.77（2016 年 5 月発行）　**特別企画　福島の今を見つめる**

No.76（2016 年 2 月発行）　**特集　精神科強制入院に人権を問う**

No.75（2015 年 11 月発行）　**特集　高齢期の「地域で生きる」を考える**

No.74（2015 年 8 月発行）　**特集　障害年金問題の本質に迫る**

No.73（2015 年 5 月発行）　**特別報告　私たちと日本国憲法**

No.72（2015 年 2 月発行）　**特集　社会保障の危機と対峙する**

No.71（2014 年 11 月発行）　**特集　障害者権利条約を我らの宝に**

No.70（2014 年 8 月発行）　**特集　3 年目の福島　いのちの重み　問われる未来**

No.69（2014 年 5 月発行）　**特別報告　生活保障のスキマの政策的拡大**

No.68（2014 年 11 月発行）　**特集　病棟転換型居住系施設の問題を問う**

やどかり出版　〒 337-0026　埼玉県さいたま市見沼区染谷 1177-4　Tel. 048-680-1891　Fax. 048-680-1894
E-mail. book@yadokarinosato.org　http://www.yadokarinosato.org/